ESERCIZI A CASA PER PERDERE PESO

AUMENTARE LA MASSA MUSCOLARE, TONIFICARE GLI ADDOMINALI, BICIPITI, TRICIPITI E GLUTEI, ALLENAMENTO PER DONNE E UOMINI

Jessy M. Brown

Indice dei contenuti

Introduzione

È un dato di fatto della vita moderna che la maggior parte delle persone non fanno abbastanza esercizio fisico.

Questo, abbinato ad una dieta ricca di zuccheri e fast food ricchi di grassi, ha portato ad un'ondata di persone sovrappeso e obese nella maggior parte dei paesi occidentali, un'ondata di marea che sta diventando sempre più difficile da invertire.

Il problema è che, per la maggior parte delle persone, è troppo facile e conveniente non fare esercizio fisico.

Se avete bisogno delle basi della vita

quotidiana - anche se si tratta solo di un cartone di latte o di una pagnotta di pane - è più veloce e conveniente salire in macchina e andare al negozio piuttosto che camminare.

Se si deve raggiungere il terzo o quarto piano quando si va in ufficio, è più facile (anche se non sempre più veloce) prendere l'ascensore invece delle scale.

Tuttavia, molte persone sono disposte a pagare centinaia o addirittura migliaia di dollari ogni anno per essere membro di una palestra o di un fitness club alla moda per rimanere in forma.

Questo non ha molto senso, quindi questo libro è qui per dirvi che non deve essere così.

Ti insegnerò a mettere i tuoi soldi in tasca e a fare esercizio fisico in modo naturale, in un modo che non ti rendi nemmeno conto.

L'umanità è sopravvissuta per migliaia di anni prima che qualcuno abbia avuto l'idea di "esercitarsi in palestra".

Naturalmente, l'aspettativa di vita dell'uomo moderno è aumentata significativamente negli ultimi duecento anni, ma sospetto che questo abbia poco a che fare con la proliferazione di palestre di lusso e palestre costose.

La buona notizia è che l'esercizio fisico può essere fatto naturalmente ogni giorno. Con un piccolo pensiero, non è difficile pensare a molte opportunità di esercizio fisico senza dover ricorrere a spendere i soldi guadagnati in palestra.

Cominciamo a capire perché l'esercizio fisico è così importante nella vita moderna.

Perché l'esercizio fisico è così importante?

Per la maggior parte delle persone, bere o fare esercizio fisico tende ad essere reattivo.

Cioè, ci deve essere qualcosa nella tua vita che ti costringe a rivalutare quello che stai facendo. Succede qualcosa che fa capire loro che hanno bisogno di più esercizio fisico come un modo per cambiare le cose che vanno male nella loro vita.

Ad esempio, molte persone raggiungono un punto della loro vita quando finalmente riconoscono di essere in sovrappeso o obesi. Forse la cosa più importante, dopo aver finalmente accettato che il loro peso è davvero un problema, prendono la decisione consapevole di fare qualcosa al riguardo. Pertanto, fanno una dieta di perdita di peso di qualche descrizione e, per la maggior parte delle persone, l'esercizio fisico è parte del processo di perdita di peso.

La parte più triste è che se tali persone in sovrappeso o obese avessero regolato il loro apporto calorico ed esercitato regolarmente in anticipo, non avrebbero mai raggiunto lo stato che richiede un'azione così drastica.

Altri possono decidere di iniziare ad allenarsi nel tentativo di rallentare il processo di invecchiamento, spesso in un momento della loro vita, quando finalmente capiscono che l'arrivo della morte del mietitore è molto più vicino di quanto immaginassero.

Questo è buono, ma è anche un classico caso "meglio tardi che mai". Il fatto è che se le persone che esercitano tardi nella vita lo avessero fatto solo venti o trent'anni prima, i loro sforzi per ritardare l'inevitabile sarebbero stati più efficaci.

Questo è il punto sull'esercizio che molte persone ignorano. L'esercizio fisico non deve essere fatto in modo reattivo, in un punto in cui deve essere fatto nel tentativo di invertire qualcosa che è già accaduto.

L'esercizio fisico deve essere visto come un passo proattivo che tutti possono permettersi come una delle migliori misure preventive che possono adottare.

L'aumento dell'attività fisica aumenta la

frequenza cardiaca e rafforza tutti i muscoli del corpo. Il cuore è un solo muscolo e tutti i muscoli sono rafforzati più spesso vengono lavorati.

Questo conseguente aumento dell'attività cardiaca accelererà automaticamente la circolazione sanguigna attraverso il corpo, che a sua volta fornirà più ossigeno e nutrienti a tutti gli organi.

L'esercizio fisico regolare aiuta ad aumentare la capacità dei polmoni di assorbire e utilizzare l'ossigeno, è efficace nel ridurre il grasso corporeo, e abbassa i livelli di zuccheri e di colesterolo "cattivo" nel sangue.

Un programma di esercizi regolari (se avviato abbastanza presto) può anche aiutare a ritardare l'inevitabile processo di invecchiamento.

L'esercizio fisico rafforzerà il corpo, rendendolo più resistente alle malattie e alle lesioni.

L'esercizio fisico regolare migliora anche la qualità complessiva della vita. Ti fa sentire meglio fisicamente e mentalmente.

Ti permette di godere di tutto ciò che fai molto più di prima, perché hai aumentato la tua energia e vitalità e questo ti permette di essere più coinvolto in tutto ciò che sta accadendo.

Tutti questi sono benefici che si possono godere semplicemente iniziando subito l'esercizio fisico, piuttosto che aspettare fino a quando non si "deve" per un motivo o per un altro.

Quindi, sto sostenendo di iscrivermi in uno dei "fitness club di lusso" di cui sopra o iscrivermi (e pagarlo) in una palestra costosa? Assolutamente no!

Ci sono dozzine di opportunità di "fare esercizio" durante il corso della giornata media, ed è solo questione di prendere le decisioni giuste, come vedrete.

In alcune parti del mondo, l'esercizio fisico è una parte naturale della vita, perché le persone in molti luoghi semplicemente non hanno le scelte che hanno coloro che vivono nei paesi ricchi dell'Occidente.

Ad esempio, non mangiano hamburger o patatine fritte ogni due giorni, perché non c'è un negozio di fast food nel centro commerciale locale (infatti, non c'è un centro commerciale locale).

Non salgono in macchina per andare dappertutto, perché non hanno un'auto, e siccome non ci sono autobus, vanno dappertutto.

Queste persone sono costrette ad adottare uno stile di vita che per molti aspetti è più sano di quello a cui sono abituate la maggior parte delle persone nei paesi occidentali sviluppati perché non hanno altra scelta.

Avete una scelta, e sta a voi scegliere di vivere in un modo che va a vostro vantaggio e la vostra salute, piuttosto che danneggiarla.

Parte di questa scelta è quella di

esercitare regolarmente, e prima si inizia a lavorare il corpo un po' di più di quanto non si faccia ora, meglio sarà.

> ***Alcune precauzioni***

L'esercizio fisico è un bene per voi, ma è necessario assicurarsi di essere in grado di gestire qualsiasi cosa si prevede di fare prima di iniziare.

Soprattutto se non si è esercitato regolarmente per un po' di tempo, ha senso ottenere un fisico completo prima di iniziare qualsiasi regime di esercizio fisico.

Dite al vostro medico perché vi state sottoponendo al controllo e cosa pensate di fare, perché potreste avere qualche consiglio o input per aiutarvi a snellire i vostri piani.

Capire anche che la maggior parte delle persone che non hanno esercitato per qualche tempo dovrebbe iniziare lentamente, non importa quale forma di esercizio che intendono seguire.

Cercare di fare troppo, troppo in fretta potrebbe essere potenzialmente più dannoso che non fare niente, perché lo stress che si esercita sul corpo può essere eccessivo. Il rischio di lesioni o peggio ancora è molto maggiore se si cerca di fare le cose troppo velocemente.

Un'altra cosa che si dovrebbe fare prima di iniziare qualsiasi regime di esercizio fisico è quello di riconoscere e accettare l'età e la condizione fisica generale.

Anche se a tutti noi piace credere che

possiamo ancora fare le cose che potremmo fare nella nostra adolescenza e vent'anni, quando si arriva alla seconda metà della tua vita la verità è che semplicemente non si può fare quello che si potrebbe in qualsiasi momento.

Accettarlo e cercare di evitare di vederlo come una sfida da superare. In questo modo probabilmente vi porterà a cercare di fare troppo, e ancora una volta, che può aumentare significativamente il rischio di lesioni.

L'infortunio è uno dei modi più sicuri per fermare il programma di esercizio fisico a secco, quindi il rischio maggiore insito nel fare troppo presto non ne vale la pena.

Camminare è la prima cosa da fare

Quand'e' stata l'ultima volta che hai camminato da qualche parte?

Non sto parlando di escursioni in montagna e passeggiate nelle valli profonde. Non intendo neanche le marce su strada.

Pensaci. Quando è stata l'ultima volta che hai fatto lo sforzo di camminare, invece di saltare in macchina o in metropolitana?

Camminare è una delle forme più semplici ed efficaci di esercizio aerobico (esercizio che aumenta la frequenza cardiaca e quindi la circolazione del sangue) che esiste ed è qualcosa che è disponibile a tutti senza alcun costo.

Infatti, camminare ti farà risparmiare denaro e ti aiuterà a proteggere il mondo in cui viviamo.

In questo modo si risparmia sulla bolletta del gas e si riduce la quantità di sostanze inquinanti generate dall'auto che vengono immesse nell'atmosfera che tutti noi respiriamo, ad esempio.

Camminare regolarmente aiuta a ridurre il rischio di malattie cardiache, osteoporosi e alcuni tipi di cancro, oltre a ridurre il grasso corporeo e la pressione sanguigna. A differenza di molte altre forme di esercizio fisico (es. jogging), camminare è a basso impatto e a bassa intensità, riducendo al minimo anche il rischio di lesioni.

Se si cammina per un paio di miglia fino al negozio invece di prendere l'autobus o la metropolitana, allora ci si fa un favore, più risparmiare un dollaro o due in tasca.

Camminare è qualcosa che si può fare in qualsiasi momento, ovunque e a costo assolutamente zero. Basta un paio di scarpe comode, preferibilmente con suole imbottite per proteggere i piedi e la tomaia in pelle (o altri materiali naturali come la tela) che vi permetterà di respirare.

Molte scarpe sportive moderne sono costruite interamente in materiali sintetici (di solito una qualche forma di plastica) e quindi indossarle porta ad un malsano accumulo di sudore. Questo può portare a condizioni fungine come il piede di un atleta, e avere una tale condizione ridurrebbe seriamente il programma di allenamento, quindi indossare le scarpe giuste fin dall'inizio è estremamente importante.

Forse pensi di non avere il tempo o la possibilità di camminare? Lascia che te lo dica, e' solo una scusa.

Tutti hanno la possibilità di camminare se sono disposti a fare piccoli aggiustamenti nel modo in cui vivono la loro vita quotidiana.

Ad esempio, se prendi ogni giorno i mezzi pubblici per recarti al lavoro - la metropolitana o l'autobus - che ne dici di scendere un paio di fermate presto e camminare per strada?

per il resto della strada? Aggiungerai cinque minuti al tuo tempo di viaggio, ma se questo può aggiungere un paio di anni in più alla tua vita, non considereresti questo un compenso ragionevole?

Avete mai pensato di portare i bambini a scuola, invece di ammassarli nel retro del camion e guidarli per il miglio che si prende? Non solo camminare sarebbe un bene per voi, ma insegna anche ai vostri figli buone abitudini fin dalla più tenera età, e ci sono ricerche che indicano che i bambini a cui viene insegnato che camminare è una buona idea quando sono giovani tendono a continuare a farlo per tutta la loro vita successiva.

Proteggete la vostra salute e quella dei vostri figli per anni con solo un piccolo cambiamento nella vostra routine quotidiana.

Che ne dici se portiamo il cane a fare una passeggiata al mattino e un'altra volta, l'ultima cosa di notte?

Non hai un cane? Non hai bisogno di un cane di razza, quindi vai al centro locale di soccorso o al rifugio per cani e trova un nuovo amico a quattro zampe.

Camminare con il cane in questo modo può significare alzarsi dal letto dieci minuti prima, ma, come ho suggerito prima, non è un compenso ragionevole per qualche anno in più?

A volte, per quanto buone intenzioni, dovrai usare l'auto. Se, ad esempio, si lavora in una località remota senza adeguati mezzi di trasporto pubblico, o si ha bisogno di andare al centro commerciale locale per fare shopping per un'intera settimana, allora probabilmente non si ha altra scelta che guidare.

In questa situazione, cosa succede se parcheggiate l'auto nel parcheggio nel punto più lontano dalla vostra destinazione e camminate per qualche centinaio di metri?

Se stai facendo la spesa, si sta andando a spingere un carrello con tutti i vostri generi alimentari dal negozio alla vostra auto, in modo che aggiunge un piccolo sforzo extra (cioè, esercizio fisico) a quello che stai facendo, e se stai lavorando, allora non hai intenzione di indossare nulla di pesante ogni giorno, quindi non c'è nessuna scusa per non farlo!

Per quanto tempo dovrei camminare?

La risposta a questa domanda è: più si cammina, meglio e più la salute ne beneficerà.

All'inizio, almeno in un primo momento, andateci piano con brevi passeggiate di dieci minuti. Iniziare ogni passeggiata relativamente lentamente e senza intoppi, accelerando nel mezzo, e terminare con un breve "rinfrescarsi" quando si va a fare una passeggiata.

Gradualmente (ma non troppo gradualmente) aumentare questo a piedi almeno 30 minuti al giorno almeno cinque volte alla settimana, anche se non è necessario per voi di esercitare per l'intero trenta minuti della sessione. Tre di dieci minuti

Camminare sarebbe, ad esempio, altrettanto efficace, quindi se questo si adatta meglio alla vostra routine quotidiana, allora questa è la strada da percorrere.

Tuttavia, dovreste anche tenere presente che trenta minuti al giorno, cinque volte alla settimana, è il tempo minimo che dovreste dedicare a camminare, non il vostro obiettivo finale. Se riesci a guidare un'ora al giorno, è ancora meglio!

Se siete seri riguardo alle vostre passeggiate (e ricordate che stiamo parlando della vostra salute e del vostro benessere, quindi dovreste), potreste voler investire in un contapassi con il quale potete contare il numero di passi che fate ogni giorno.

Usatelo per stabilire quanti passi fate in un giorno normale e poi cercate di aumentare quel numero di almeno 2.000 passi in più come obiettivo iniziale.

Ad un ritmo veloce, che rappresenta un paio di miglia extra al giorno, quindi è un buon inizio, ma questo dovrebbe essere considerato solo come un inizio. Cercate di aumentare questa cifra il più possibile e la vostra salute beneficerà inevitabilmente dei vostri sforzi.

E 'naturale che ci sono momenti in cui si è meno motivati di altri a fare una passeggiata. Questo è quando avere un cane per esercitare con può essere un grande motivatore, o prendere i bambini per una passeggiata a piedi servirebbe uno scopo simile.

Altrimenti, camminare può anche essere una forma di esercizio molto socievole, quindi cosa succede se si cerca di riunire un gruppo di amici o colleghi di lavoro per fare una passeggiata insieme?

Alcune di quelle persone stanno probabilmente pagando centinaia di dollari in quote associative della palestra in questo momento, e se si può mostrare loro come possono ottenere esattamente gli stessi benefici di esercizio gratuitamente, allora sono più che probabile che accettino la vostra sfida.

Scale: Tutto ciò di cui avete bisogno

Dimentica l'ascensore!

Molte persone, specialmente quelle che vivono in città congestionate, lavorano nelle torri degli uffici. Usano l'ascensore ogni giorno della loro vita per andare dal piano terra al piano dove si trova il loro ufficio.

Altri utilizzano gli ascensori in grandi magazzini, torri di appartamenti, ecc.

Dimenticate l'ascensore e prendete le scale, perché salire le scale è una delle forme più efficaci di esercizio aerobico che possiate fare.

Questo è stato chiaramente dimostrato da uno studio britannico circa dieci anni fa, quando i ricercatori hanno scoperto che per le persone moderatamente sedentarie, solo pochi minuti per salire le scale ogni giorno miglioravano la loro salute cardiovascolare.

Questo studio è stato di particolare interesse perché ha sostenuto l'idea che l'assunzione di diversi brevi getti di esercizio fisico ogni giorno farà una differenza significativa nella vostra salute (da qui l'idea che si può camminare dieci minuti al giorno tre volte, piuttosto che una sola sessione di trenta minuti).

Lo studio ha richiesto a 20 donne in età universitaria che vivono una vita relativamente sedentaria per salire 200 gradini in meno di due minuti e mezzo.

Questo rappresentava un ritmo "veloce ma confortevole" secondo i ricercatori che hanno condotto lo studio, ma la prima volta che lo hanno fatto, è servito ad innescare i ritmi cardiaci dei soggetti del test fino a circa il 90% dei ritmi cardiaci massimi previsti.

Ciononostante, i soggetti in prova sono passati da una promozione al giorno durante la prima settimana a sei al giorno nella sesta e settima settimana.

Questo significava che i soggetti del test salivano le scale per circa tredici minuti e mezzo al giorno alla fine del test, il che (se il punto non è chiaro) rappresenta meno di un quarto d'ora di esercizio fisico giornaliero ragionevolmente rigoroso.

Alla fine di questo programma di esercizio relativamente modesto (e completamente gratuito), le donne testate erano molto più preparate di prima. Tutti gli indicatori sono notevolmente migliorati. La loro frequenza cardiaca subito dopo l'ascesa aveva rallentato notevolmente e anche la loro respirazione aveva rallentato, indicando che avevano bisogno di meno ossigeno per "nutrire" i loro sforzi.

D'altra parte, i loro livelli di HDL erano aumentati, il che è buono, perché la lipoproteina ad alta densità è a volte indicato anche come colesterolo "buono". Livelli elevati di HDL nel sangue sembrano svolgere un ruolo nella riduzione del rischio di infarto, mentre livelli bassi sembrano fare il contrario aumentando il rischio di malattie cardiache.

È chiaro quanto possa essere efficace

salire le scale come esercizio fisico, e
ancora di più se si sale le scale in coppia.

Questo aumenta significativamente il
lavoro che i muscoli delle gambe devono
fare e che di per sé aumenta
notevolmente gli effetti aerobici del vostro
esercizio.

Tutto questo dimostra una cosa.

Non c'è bisogno di fare esercizio per ore
per godere dei benefici che un 'esercizio'
vi porterà. Meno di 15 minuti di scalinate
al giorno miglioreranno significativamente
la vostra salute aerobica complessiva e
non vi costerà nulla.

Così la prossima volta che andate in
ufficio o in negozio e siete tentati di
entrare in un ascensore pieno, caldo e

sudato, pensateci un momento.

Sfruttate al meglio la vostra casa e il vostro giardino

In ultima analisi, l'esercizio fisico non è altro che far funzionare il proprio corpo, bruciando energia usando i muscoli per raggiungere determinati obiettivi che ci si è prefissati.

In passato, quando il lavoro fisico era molto più comune e importante, l'uomo non aveva bisogno di preoccuparsi di ciò che è essenzialmente un'esigenza artificiale come modo di bruciare energia.

Oggi, lo stile di vita occidentale in generale comporta poco lavoro fisico basato sul lavoro, da qui la necessità di pensare a modi di fare esercizio fisico.

Gestire una casa e una casa richiede lavoro e fatica, tuttavia, che ci si renda conto o meno, si sta esercitando ogni volta che si prova qualsiasi tipo di faccende di casa.

Ad esempio, molte donne troverebbero l'aspirapolvere e spolverare la casa noiosa e noiosa. Pulire le finestre, stirare e lavare i vestiti probabilmente non sarebbe una delle attività più divertenti.

Tuttavia, tutte queste attività rappresentano un esercizio che non sai nemmeno di fare, come dimostra il fatto che 15 minuti di aspirapolvere e spolverare bruciano altri 40 chilocalorie per una donna di 40 anni che pesa 78 chili e misura 165 centimetri.

Non è una quantità enorme, ma indica che si sta lavorando, e quindi si sta facendo una sorta di esercizio, anche senza rendersene conto.

Tosare il prato, scavare in giardino e diserbare avrà un effetto altrettanto benefico, con quindici minuti di questo tipo di attività che bruciano più di cinquanta calorie per la stessa donna.

Poiché "il giardinaggio" è un'attività che molte persone apprezzano e trascorrono molte ore di lavoro, c'è il potenziale per un serio esercizio fisico. Sospetto che la maggior parte delle persone non lo considererebbe mai un esercizio, il che lo rende molto più facile da fare.

La macchina è sporca? Se è così, dimenticate l'idea di portarlo all'autolavaggio, perché lavarsi le mani da soli ha molti vantaggi. Non solo risparmierete i soldi che altrimenti avreste speso per l'autolavaggio e farete la vostra parte per aiutare l'ambiente, ma sarete anche in grado di allungarvi, perché dovrete raggiungere il tetto dell'auto, piegarvi e lavorare i muscoli. Si tratta di muscoli che generalmente non vengono utilizzati se si lavora in un ambiente d'ufficio sedentario.

Nel caso del lavaggio dell'auto, anche a un ritmo dolce e piacevole - dopo tutto, non è una gara - si bruciano ancora 150 chilocalorie all'ora.

Avete figli o un membro della famiglia che vive relativamente vicino a voi ha una famiglia? Fate loro un favore portando i bambini al parco per una partita liscia di quello che volete - calcio, baseball, cricket, tennis - non importa quale sport sia.

Il punto è che è buono per tutti voi sia fisicamente che spiritualmente, non costa nulla e vi darà un grande appetito.

Vuoi muoverti piu' velocemente?

Forse camminare non fa per te, quindi ecco un'alternativa.

La prossima volta che sali in macchina, punta al negozio di biciclette e compra una bicicletta.

Come metodo per spostarsi dal punto A al punto B, il ciclismo ha quasi tutto a suo favore e pochissimi inconvenienti.

Per cominciare, il ciclismo è un grande esercizio, oltre ad essere impegnativo, socievole e molto divertente.

E 'ecologico - non vengono emesse

sostanze inquinanti quando si utilizza la potenza dei pedali - utilizza tutti i principali gruppi muscolari della metà inferiore del corpo, e dà il vostro cuore un ottimo allenamento.

Per molte persone che non possono praticare altri sport come il jogging a causa dell'impatto e della pressione che questo sport esercita sulle loro articolazioni, il ciclismo è l'ideale.

Poiché la bicicletta sostiene la maggior parte del peso del corpo, l'impatto sulle articolazioni è notevolmente ridotto mentre si è in bicicletta, quindi il ciclismo è qualcosa che quasi tutti possono fare.

Brucia calorie e aiuta a ridurre i livelli di grasso nel vostro corpo, quindi se siete interessati a perdere peso mentre vi divertite, il ciclismo sarebbe sicuramente uno sport da considerare.

Un altro vantaggio del ciclismo è che la maggior parte di noi può già farlo, quindi non è necessario alcun addestramento speciale aggiuntivo. Questo può essere un vantaggio rispetto ad altre forme di esercizio in cui è necessaria una formazione, perché l'idea stessa di passare attraverso un programma di formazione può scoraggiare dal farsi coinvolgere in primo luogo. Tuttavia, una volta che si sa come andare in bicicletta, è un caso di, una volta imparato, mai dimenticato.

Se si vuole iniziare a pedalare, il primo consiglio è che, come per tutte le forme di esercizio fisico, si dovrebbe iniziare lentamente, soprattutto se non si è fatto alcun esercizio fisico nel recente passato (e questa condizione si applica a un gran numero di persone!).

La prossima cosa da fare è decidere che tipo di moto si desidera. Ci sono molti tipi diversi disponibili, come le bici da corsa da strada, da turismo e mountain bike.

Cosa pensi di fare in bicicletta e dove vuoi andare in bicicletta? Rispondi a questa domanda e ti dirà quale tipo di bicicletta è più adatto a te.

Non tutti hanno accesso alle stesse strutture e risorse o utilizzeranno la bicicletta per gli stessi scopi, perché questi fattori variano da paese a paese e talvolta da zona a zona.

Ad esempio, non tutti vanno in bicicletta sulle strade, perché uno dei pochi svantaggi della bicicletta è che può essere molto pericoloso farlo in molti luoghi, perché il livello di guida delle auto e dei conducenti varia notevolmente.

In alcuni paesi (il Regno Unito è un ottimo esempio) ci sono un numero crescente di piste ciclabili in alcune delle zone più belle della campagna, quindi si può decidere di andare in bicicletta fuori strada se si ha accesso a queste risorse e strutture. Questo, naturalmente, indicherà la direzione di una mountain bike invece di una macchina da corsa su strada.

In Giappone, è comune vedere una madre che porta due asili nido a scuola in bicicletta. In questa situazione, una city bike è l'opzione migliore.

Pertanto, ognuno sceglierà la propria bicicletta in base alle proprie esigenze specifiche, quindi cercate di stabilire quali sono le vostre prima di investire in una bicicletta.

Non essere troppo orgoglioso di dare un'occhiata ai negozi di seconda mano quando cerchi una bicicletta. Troverete alcune occasioni incredibili, e (come un appassionato browser per negozi di seconda mano) è incredibile che quasi ogni negozio che ho visitato sembra avere biciclette quasi permanentemente in stock! Inoltre, provate le risorse online come Overstock, dove è possibile acquistare nuove biciclette a prezzi di fabbrica, così come siti di aste come eBay.

Una volta che hai deciso di andare in bicicletta, dovresti investire in attrezzature di base, come un casco di sicurezza omologato e luci adatte alla tua macchina (sia anteriore che posteriore).

Portare con sé un set base di attrezzi e

una camera d'aria di ricambio (che dovreste sapere come cambiare) è una buona idea, e indossare abiti luminosi e riflettenti vi aiuterà a rimanere al sicuro, indipendentemente da dove andiate in bicicletta.

In un primo momento, continuate a pedalare su un terreno ragionevolmente pianeggiante fino a quando non avrete costruito resistenza e resistenza, e preparatevi ad affrontare gambe molto rigide il giorno dopo il primo paio di giri. Questo ti dice che stai lavorando su muscoli che non sono stati usati da tempo, quindi è una buona cosa anche se al momento non è così!

Una volta che avete costruito da questo punto di partenza, quindi iniziare a includere le colline e le pendenze nei percorsi ciclistici che avete scelto, in quanto questo aumenterà il lavoro che dovete fare durante la pedalata, e che aumenta notevolmente i benefici aerobici del vostro allenamento ciclistico.

Come accennato all'inizio di questa sezione, il ciclismo può essere un passatempo molto socievole, e se volete divertirvi di più, perché non iscrivervi ad un club ciclistico locale? Ci sono molte risorse online dove puoi trovare informazioni su questi gruppi, come Cycling England, Bicycle Tours USA e Cycling News.

Inoltre, ci sono siti che offrono un sacco di guida e aiuto generale per la bicicletta, come la pagina ciclistica di About.com e Why Cycle, che è un sito con sede nel Regno Unito che è pieno di buoni consigli e idee che possono essere utilizzati quando si pedala ovunque.

Immergetevi!

Un altro eccellente sport a basso
impatto che quasi tutti possono praticare
è il nuoto.

Il nuoto è un grande esercizio che mette
un minimo di stress sul corpo mentre si
lavora su tutti i principali gruppi muscolari
in tutto il corpo.

Poiché il peso corporeo è sempre
completamente supportato dall'acqua
mentre si nuota, è una forma di esercizio
che non ha letteralmente alcun impatto
sulle articolazioni, rendendolo ideale per
chiunque.

E' uno sport che richiede solo

l'attrezzatura di base - un costume da bagno (ovviamente!) e occhiali per migliorare la visione subacquea e proteggere gli occhi. Alcune persone preferiscono anche indossare tappi per le orecchie durante il nuoto (specialmente quelli che sono suscettibili di infezioni all'orecchio), anche se questo non è strettamente necessario.

Il nuoto è un ottimo esercizio aerobico completo, poiché agisce su tutti i muscoli del corpo. Più "colpi" di nuoto (per esempio, colpi al petto, alla schiena, ecc.) sai, più benefici otterrai dal nuoto. Questo perché le diverse azioni richieste per ogni ictus richiedono naturalmente gruppi muscolari diversi per un'applicazione di successo.

Per ottenere tutti i benefici del nuoto è necessario sapere come nuotare, ma non è mai troppo tardi per iniziare ad imparare.

La maggior parte delle piscine locali offrono lezioni per tutti, dai più piccoli ai grandi, per cui non dovrebbe essere difficile trovare un luogo dove poter imparare e non sentirsi in imbarazzo ad unirsi alla classe.

Sicuramente non sarete soli, però, se siete il tipo che può essere timido su questo tipo di cose, allora dovrebbe essere possibile ricevere lezioni private.

Fate uno sforzo per dedicare del tempo ogni settimana in cui potete andare a nuotare e andare con i vostri amici o (meglio ancora) con i vostri figli, perché questo aumenterà notevolmente il divertimento di ciò che state facendo. Più è divertente, meno sembra un vero esercizio.

Come sempre, iniziate lentamente, perché il nuoto è lo sport più mite in termini di impatto negativo dello "shock" che avrà sul vostro corpo (non ce n'è nessuno), ma è ancora estenuante. Il vostro cuore si allenerà seriamente quando nuotate, anche se probabilmente non ve ne accorgerete, quindi non cercate di fare troppo e troppo in fretta.

Una volta che hai i fondamenti sul posto - almeno si può nuotare - poi, per ottenere il massimo beneficio dalle tue nuove abilità, dovresti considerare l'introduzione di un qualche tipo di piano.

Altrimenti, è troppo facile entrare in una routine, facendo lo stesso numero di lunghezze della piscina ogni giorno, e questo può diventare noioso molto rapidamente. Quando lo fai, si può iniziare a perdere interesse, andare sempre meno in piscina e non ci vorrà molto tempo prima di smettere di andare completamente. E poi si ricomincia tutto da capo, senza alcun esercizio fisico.

Ecco un piano generale per ottenere il massimo dal nuoto. Questo piano aumenterà seriamente i vostri livelli di forma fisica in due periodi di quattro settimane. Ognuna di queste quattro settimane consiste in tre settimane di allenamento di nuoto attivo seguito da una settimana di recupero e relax.

Se questo suona immediatamente spaventoso o preoccupante, non allarmatevi. Questo non è un programma per coloro che stanno progettando di diventare nuotatori di classe olimpica! Tuttavia, è stato progettato per essere un programma che porterà un notevole aumento dei livelli di fitness il più presto possibile, quindi, se questo è l'obiettivo principale dell'esercizio fisico, allora questo è l'ideale per voi.

I fondamenti di questo piano sono essenzialmente gli stessi, ma, tuttavia, molte volte si farà il bagno, così come gli obiettivi. Quello che farete è migliorare la vostra forma fisica, imparando al contempo tecniche di nuoto migliori, in modo da poter nuotare in modo più efficiente.

Questo è importante, perché diventare più forti mentre si applica ancora una tecnica scadente non è davvero di grande aiuto. Sebbene l'obiettivo principale sia quello di mantenersi in forma attraverso l'esercizio fisico, anche il miglioramento delle proprie capacità natatorie è un punto centrale di questo piano.

In termini pratici, tecnica e attitudine vanno di pari passo, nel senso che non si può massimizzare l'uno senza concentrarsi sull'altro. D'altra parte, è abbastanza impossibile concentrarsi su entrambi allo stesso tempo, e questo può portare alla frustrazione e alla sensazione che non si sta migliorando o che non si va da nessuna parte.

Pertanto, questo programma mescola lo sviluppo delle abilità di nuoto e l'esercizio fisico, ma non allo stesso tempo.

Si tratta di un piano di allenamento che si concentra principalmente sulla soddisfazione delle esigenze generali di miglioramento dei livelli generali di forma fisica, ma è comunque un piano di allenamento altamente adattabile. In altre parole, se il vostro obiettivo a lungo termine o obiettivo va oltre il semplice miglioramento della vostra forma fisica, allora potete modificare questo piano per adattarlo alle vostre esigenze specifiche.

Per esempio, se siete alla ricerca di nient'altro che di un buon allenamento aerobico, allora questo piano funzionerà per voi solo così com'è, perché eseguire il piano solo una volta aumenterà drasticamente i vostri livelli di forma fisica.

Se poi si desidera portare la propria forma fisica al livello successivo, è sufficiente ripetere il programma e continuare a farlo fino a raggiungere il punto in cui si è felici.

alle tue condizioni. Quindi è solo un caso di mantenere questa condizione con regolari sessioni di nuoto.

> ***E' cosi' che funziona:***

Questo è un piano sistematico, quindi è necessario avere una matita e carta per scrivere le cose. Sono necessari anche alcuni calcoli, per cui può essere utile anche una calcolatrice. In alternativa, digita tutto nel tuo computer in un documento Word e utilizza anche la calcolatrice integrata.

Nella prima settimana di quattro, ogni sessione di allenamento dovrebbe durare 45 minuti. Di questi, trascorrere i primi 9 minuti di riscaldamento con un po 'dolcemente allungamento a bordo piscina, seguito da un po' di nuoto moderato. Trascorrete i nove minuti successivi sulla vostra tecnica di nuoto, seguiti da ventidue minuti del vostro periodo principale di allenamento fisico. In questo periodo, nuotare veloce per trenta secondi, seguito da 30 secondi a passo medio, altri trenta secondi veloci e poi trenta secondi di riposo. Questa operazione viene ripetuta fino alla fine del periodo. Infine, c'è un periodo di raffreddamento di cinque minuti di leggero nuoto.

Nelle prossime tre settimane, aumentare il periodo di formazione "principale" del 5-10% a settimana. Questo non è a spese di nessuna delle altre sessioni, quindi il tempo totale della piscina dovrebbe aumentare nel corso delle settimane.

Decidete quante sessioni di nuoto potete fare alla settimana e attenetevi a questo piano. Siate il più coerenti possibile, quindi se fate cinque sessioni nella prima settimana, cercate di fare lo stesso (o il più vicino possibile) ogni settimana.

Inoltre, se possibile, cercate di aumentare il vostro periodo di formazione "principale" in ogni sessione. Se, per esempio, state progettando un aumento totale del 10% durante la settimana e avete scritto cinque sessioni, iniziate con un aumento del 5%, poi del 6% nella sessione successiva, del 7% nella successiva e così via.

Anche alla fine del ciclo totale di otto settimane, non dovresti nuotare più di 75 minuti per sessione in totale, e non ti consiglio di aumentare il tuo core workout di più del 10% in una data settimana. Un aumento dell'obiettivo di 5-10 minuti a settimana di formazione "principale" è un buon obiettivo.

Assicuratevi di completare ogni "sezione" di ogni sessione di allenamento, e assicuratevi di riposare fino a un minuto tra ogni "sezione" della sessione.

In ogni sezione delle tue sessioni di allenamento, fai tutto il più volte possibile, in modo da non perdere nessun tempo di allenamento.

Ricordate che questo piano si basa su tre settimane di allenamento attivo, seguite da una settimana di riposo, poi altre tre settimane di allenamento e una settimana di riposo. Assicuratevi che ogni volta che iniziate un nuovo periodo di allenamento di tre settimane, lo facciate dal momento in cui avete finito l'ultimo programma di tre settimane. Se, ad esempio, avete terminato l'ultimo periodo di tre settimane con un allenamento importante.

40 minuti di programmazione, e' il punto di partenza. NON ricominciare da capo e naturalmente questo è ancora soggetto ad un massimo di 75 minuti per sessione in totale.

Questo programma migliorerà sicuramente i vostri livelli di forma fisica semplicemente perché vi state allenando regolarmente.

In termini di tecnica, tuttavia, i miglioramenti possono non essere così facili da riconoscere da soli, quindi è una buona idea chiedere aiuto ad altri che possono darti una valutazione imparziale di quanto hai migliorato e di quello che devi ancora fare in termini tecnici.

Se avete un amico che è un nuotatore forte, o forse qualcuno che è un esperto riconosciuto, come un bagnino, sarebbe una buona persona per chiedere aiuto.

In caso contrario, la vostra piscina locale potrebbe avere un allenatore di nuoto e, in questo caso, potreste prenotare alcune sessioni di allenamento professionale per

identificare e poi "eliminare" qualsiasi
difetto o debolezza tecnica.

Ricordate che l'idea di migliorare la
vostra tecnica non è quella di diventare un
nuotatore di classe internazionale!
Tuttavia, senza una buona tecnica non si
ottengono i massimi benefici anche in
termini di forma fisica, quindi non
trascurare l'aspetto tecnico del nuoto.

Fai solo questo..... Salta!

Il salto è un'altra eccellente forma di esercizio aerobico che si può fare letteralmente in qualsiasi momento e ovunque.

Aiuta a migliorare sia il cuore che i polmoni, oltre a migliorare la flessibilità, la coordinazione e, naturalmente, la forma fisica.

Saltare può sembrare un'opzione facile a prima vista, ma si può scoprire che può essere molto più difficile di quanto si pensi se si decide di continuare a saltare per un certo periodo di tempo. Ricordate che i pugili usano il salto come parte integrante dei loro programmi di allenamento tra una partita e l'altra, e non sono generalmente noti per fare le cose in modo semplice, quindi dovreste dire loro quanto sia efficace il salto come forma di allenamento.

Saltare rappresenta anche un allenamento ad alta intensità, come indicato dal fatto che venti minuti di salto bruciano 250 chilocalorie di energia. È ideale per aiutare a modellare e tonificare la parte inferiore del corpo, in particolare i polpacci, fianchi, cosce e glutei.

Infatti, il salto è direttamente paragonabile alla corsa a 12 km/h in termini di energia bruciata, ma, trattandosi di un'attività che comporta un livello di impatto inferiore rispetto alla corsa, è molto più morbido sulle articolazioni e meno suscettibile di causare lesioni rispetto all'impatto sui marciapiedi o all'uso di una macchina da corsa.

Tuttavia, saltare comporta ovviamente salti su e giù e quindi occorre tener conto di alcune conseguenze. Pertanto, è necessario prendere alcune precauzioni di base e sensate.

Ad esempio, è necessario assicurarsi di avere una corda della lunghezza corretta per la propria altezza.

Per effettuare questa prova, posizionarsi sulla corda nel punto centrale e sollevare le maniglie a ciascuna estremità. Se la corda è della lunghezza corretta, il punto d'incontro tra la corda e le maniglie dovrebbe essere all'altezza delle ascelle.

Se è troppo corta, ha bisogno di una corda più lunga. Tuttavia, se è troppo lunga, tutto quello che dovete fare è accorciarla artificialmente legando i nodi nella corda il più vicino possibile alle maniglie. Questa è una buona idea se più di una persona usa la stessa corda.

Quando si salta, è anche possibile ridurre gli effetti potenzialmente negativi dell'impatto di "atterraggio" indossando scarpe con suole imbottite e cercando di saltare su superfici che hanno qualcosa da "cedere" su di esse.

Per esempio, saltare su un pavimento in legno (che ha un po' di "flex") sarà meglio che saltare su una piastrella o su un pavimento in cemento.

Per la maggior parte di noi, l'ultima volta che abbiamo saltato è stato probabilmente molti anni fa, così nel caso in cui vi siete dimenticati, qui ci sono le basi di come saltare per ottenere i massimi benefici dall'esercizio fisico:

- Alzati, ma rilassati e cerca di respirare normalmente.

- Mantenere i gomiti a livello della vita, ma le braccia dovrebbero estendersi lateralmente con un angolo di circa 90 gradi rispetto al corpo.

- È necessario perfezionare un movimento circolare del polso per ruotare la corda di salto.

- Afferrare i manici della corda senza schiacciarli e utilizzare i pollici e gli indici come mezzo di controllo della corda.

-   Saltare fuori le palle dei vostri piedi e cercare di ammortizzare il vostro atterraggio (che dovrebbe essere di nuovo sulle palle dei vostri piedi), flettendo le ginocchia.

Questa non è la gara olimpica di salto in alto! Devi solo saltare abbastanza in alto da permettere alla corda di passare sotto i piedi. Se si riesce a farlo con successo, fare circa 60 giri al minuto (cioè uno al secondo) dovrebbe essere un obiettivo iniziale raggiungibile.

Ci vorrà un po' di pratica, ma una volta che avrete imparato questi concetti di base, allora potreste voler iniziare a fare qualche trucco e saltare 'acrobazie', sia per rendere la vostra sessione un po' più interessante, sia per mostrare i vostri nuovi talenti!

Che tu ci creda o no, secondo il sito web della Federazione Internazionale di Salto con la Corda, ci sono oltre un centinaio di semplici trucchi con la corda che puoi imparare, inclusi i preferiti come il "doppio rimbalzo", lo "sciatore" e la "campana":

Saltare è una forma di esercizio molto semplice ma estremamente efficace che chiunque può fare ovunque. Non sottovalutare i tuoi benefici solo perché non hai saltato su una corda una volta dal giorno in cui hai lasciato la scuola!

Allungamento, piegatura e tonificazione

Finora, tutti i formati di esercizio che abbiamo considerato si sono concentrati sul lato aerobico dell'esercizio, facendo attività che bruciano energia mentre si lavora un po' più duramente il cuore e i polmoni.

Tuttavia, non tutti gli esercizi sono necessariamente aerobici, in quanto ci sono molti esercizi che si concentrano maggiormente sulla tonificazione e la modellatura del corpo, aumentando al contempo cose come la flessibilità e la flessibilità.

Tali esercizi non sono meno vantaggiosi degli esercizi aerobici che abbiamo visto finora, e si può essere sorpresi di quanti modi è possibile praticare questi esercizi senza fare troppo sforzo evidente.

Cominciamo ora ad esaminare alcuni di questi esercizi.

Cominciamo con il..... Yoga

Lo yoga è praticato in tutto il mondo da circa 5.000 anni, ed è un esercizio attivo che consiste essenzialmente in una combinazione di posizioni, posture e posture. Prese insieme, miglioreranno la tua forza e la tua flessibilità e ti serviranno ad abbassare i livelli di stress e a calmare il tuo "io interiore".

Anche se ai fini di questo libro ci stiamo concentrando sullo yoga come forma di esercizio fisico, lo yoga è, in realtà, molto di più. È uno stile di vita completo, che riunisce lo spirito, la mente e il corpo dell'uomo in un sistema unificato di credenze e azioni.

Ci sono diversi tipi o rami di yoga, con

gli esercizi che vedremo (conosciuti come 'Asanas') che fanno parte del ramo yogico chiamato Hatha Yoga (che significa yoga forzato) che è particolarmente popolare in Occidente.

Gli esercizi yogici sono composti da molte asana, tutte con diversi gradi di difficoltà fisica. Tuttavia, il grado di difficoltà fisica è solo una parte della storia, perché molte posture yogiche si concentrano meno sulla natura fisica della postulazione in questione, e molto di più sull'aspetto spirituale.

Ad esempio, la posa o la posizione che sembra essere la meno impegnativa fisicamente è la posa "shava-asana" o posa del cadavere. Questo richiede che lo studente si sdraiato sulla schiena, con le mani ai lati.

In termini fisici non potrebbe essere più facile, ma il punto è che quello che si sta realmente cercando di fare è rendere tutto il corpo e la mente completamente immobili e rilassati. Senza quella totale quiete, la 'rasatura-asana' non è veramente completa, secondo il pensiero yogico.

Mentre mantenere il vostro corpo completamente ancora non può essere così difficile, fare lo stesso con la vostra mente è molto più difficile, al punto che molte persone troverebbero tutto ma impossibile. Provare lo 'shava-asna' è quindi estremamente facile, ma non è assolutamente così.

Esercizi insoliti a cui non hai mai pensato.

Come suggerito in precedenza,

concentrarsi sulla tonificazione del corpo è importante quanto bruciare energia attraverso l'esercizio aerobico.

Tuttavia, ci sono diverse parti del corpo che la maggior parte di noi non considera mai bisogno di esercizio fisico.

Tutto il corpo ha bisogno di esercizio fisico se le varie parti del corpo devono rimanere in perfette condizioni.

In questa sezione, sto andando a guardare alcune delle parti del corpo che sono più spesso trascurate, e come è possibile esercitarli utilizzando semplici attività quotidiane dirette.

> ***Esercizio sul viso***

È quasi certo che il tuo viso è una parte del tuo corpo che non hai mai considerato di esercitare.

Ma ne hai bisogno, soprattutto se vuoi aprire i tuoi lineamenti, rimuovere le rughe cutanee e ottenere un'espressione più chiara e giovane.

Esercitarsi sul viso significa utilizzare i muscoli facciali che sono meno utilizzati nella vita quotidiana, perché questo rafforza questi muscoli e quindi il viso diventa più flessibile ed espressivo.

Prima di iniziare questi esercizi, dovresti guardarti bene e a lungo allo specchio per decidere su quali esercizi dovresti concentrarti personalmente. Se, per esempio, siete naturalmente accigliati, allora non vi preoccupate dell'esercizio di accigliata. Concentratevi invece sul sorriso o sull'ammiccamento, per esempio.

Qui ci sono quattro esercizi facciali estremamente facili e indolori che potete iniziare a fare subito:

Sorridere: Parafrasando una frase di Casablanca, "Sai sorridere, vero?". Altrimenti, ecco come fare per ottenere il massimo dal sorriso.

Con la testa in posizione eretta ma rilassata, spremere le guance in alto e allo stesso tempo stendere le labbra sui denti.

Mantenere la posizione per alcuni secondi, quindi rilassarsi e ripetere la procedura. Fate questo 15-20 volte per sessione, e cercate di farlo almeno una volta al giorno.

Cerca di sorridere più spesso anche alle altre persone. Potreste essere sorpresi di quanto meglio vi faccia sentire spiritualmente, e le risposte che otterrete giustificheranno più che giustificare il piccolo sforzo richiesto.

Frowning: In questo esercizio, si inizia con la testa dritta ma rilassata, solo che questa volta si stringono i muscoli della fronte e si abbassano le sopracciglia. Tenere la cipiglio risultante per alcuni secondi e poi rilasciarlo, e fare l'esercizio 15-20 volte per seduta.

Questo è un esercizio che dovrebbe essere fatto solo con moderazione, in quanto l'uso eccessivo di questi muscoli facendo questo esercizio troppo regolarmente o può spesso portare allo sviluppo di linee facciali indesiderate e rughe.

Imbardata: con la testa nella (già) tradizionale posizione verticale e rilassata, girare leggermente la testa da una parte in modo che un occhio venga spinto leggermente in avanti. Chiudere l'occhio più importante e tenerlo chiuso per un secondo o due. Aprire nuovamente l'occhio e ripetere l'operazione da 15 a 20 volte con lo stesso occhio.

Quindi, girare la testa verso l'altro lato in modo che l'occhio opposto sia in primo piano, e ripetere l'intero processo con quell'occhio.

Ancora una volta, probabilmente non si vuole esagerare in questo particolare esercizio, in quanto ciò può portare alla formazione (o accelerazione) di sottili pieghe e rughe negli angoli degli occhi che sono comunemente chiamati "linee della risata".

Inoltre, vorrei raccomandare che questo è un esercizio che viene fatto in un luogo privato, perché farlo in pubblico o con persone che non conosci intorno a te potrebbe dare loro un'idea completamente sbagliata.

Spingi lingua: Questo è un esercizio che si dovrebbe fare solo privatamente o con persone che si conoscono. Mentre strizzare l'occhio agli sconosciuti potrebbe attirare molta attenzione indesiderata, è molto più probabile che ti dia uno schiaffo in faccia o un pugno nel naso, quindi stai attento a dove e quando decidi di fare questo esercizio!

Comincia dalla posizione rilassata ma eretta della testa e borsetta leggermente le labbra. Poi, togliete la lingua dalla bocca (sì, proprio come quando eravate bambini) e poi rimuovetela.

Supponendo che non si cammina regolarmente tirando la lingua verso le persone, questa è un'azione che i muscoli della parte posteriore della lingua raramente intraprenderanno. Mentre la lingua è abituata a muoversi su e giù e da un lato all'altro della bocca mentre si mangia o si parla, questa "spinta avanti e indietro" utilizza i muscoli in un modo a cui non sono abituati.

Ripetere l'esercizio 15-20 volte a sessione.

> ***Esercizi per piedi e gambe***

Se avete viaggiato su un volo a lungo raggio negli ultimi tempi, probabilmente sapete che molte delle principali compagnie aeree stanno dimostrando sicurezza.

video che sottolineano l'importanza di muovere i piedi e le gambe durante il volo. Questo per contrastare l'aumento del rischio di trombosi venosa profonda che può farti passare diverse ore in una cabina pressurizzata.

Allo stesso modo, sempre più persone trascorrono la maggior parte della loro giornata di lavoro seduti e quindi non usano le gambe come dovrebbero.

A volte vanno in bagno e magari escono a piedi fuori dall'ufficio per il pranzo, quindi non sono completamente inattivi, ma quasi certamente non usano le gambe e i muscoli della parte bassa della schiena come dovrebbero.

Come i video che vedete sugli aerei, vi mostrerò diversi modi per far funzionare i muscoli anche quando siete seduti.

Attraversare le gambe: Questo esercizio è esattamente come sembra, ma come suggeriscono i video di sicurezza sul piano, anche muovendo le gambe e i piedi mentre si è seduti può stimolare il flusso sanguigno e l'attività muscolare nelle gambe.

Si tratta quindi semplicemente di sedersi sulla sedia, rilassarsi e poi incrociare una gamba su e sopra l'altra. Tenere quella posizione finale per meno di un secondo - in questo caso, è l'azione e il movimento che è importante, non la posizione finale - e poi tornare alla posizione originale rilassata.

Fate la stessa cosa 15-20 volte e poi ripetete le azioni per l'altra gamba.

- Swinging: Questo esercizio è quasi un'estensione del movimento di attraversamento che abbiamo usato nell'ultimo.

Dopo aver incrociato le gambe, si dovrebbe far oscillare il piede in alto in avanti e poi di nuovo indietro con un movimento a pendolo.

Questo fa sì che i muscoli della parte posteriore delle gambe si contraggano e si espandano nello sforzo di sollevare il piede, stimolando i muscoli e aumentando il flusso sanguigno nelle gambe.

Come sempre, ripetere da 15 a 20 volte per ogni gamba e cercare di non farlo in un ambiente in cui si può correre il rischio di calciare gli altri durante l'esercizio fisico.

La girevole: è facile, ma efficace per mantenere i polpacci e le caviglie, in particolare, in buona forma.

Puoi farlo anche seduto sulla tua sedia o sul pavimento di casa tua, con le gambe distese davanti a te.

Tutto quello che dovete fare è girare i piedi alle caviglie in modo che le dita dei piedi siano rivolte l'una verso l'altra, e poi tornare indietro in modo che i tacchi facciano lo stesso. Ripeti questo esercizio tutte le volte che vuoi (almeno 20 sarebbero buone) e usa questo esercizio ogni volta che sei stato seduto per lunghi periodi come mezzo per "rinfrescare" le gambe.

Suggerimento, tocco: anche solo picchiettando le dita dei piedi, delle caviglie e dei polpacci, i muscoli sono stimolati per stimolare il flusso sanguigno nella parte inferiore delle gambe.

Sia che indossiate le scarpe in ufficio o che vi siate seduti a piedi nudi a casa, è sufficiente sollevare le dita sinistre dal pavimento e colpirle due o tre volte. Riposatevi un momento - non dovreste aver bisogno di molto tempo, perché non è faticoso - e poi ripetete. Fare questo 15-20 volte con lo stesso piede e poi ripetere l'esercizio con il piede opposto.

Questo è un esercizio che è meglio fare con la musica!

> ***Esercizi per la schiena e la natica***

Cambiare e sollevare: Questo è un esercizio che puoi fare per rafforzare i muscoli della parte bassa della schiena e dei glutei (in particolare) mentre sei seduto. Pertanto, si tratta di qualcosa che può essere fatto anche mentre si è al lavoro, anche se, data la natura dell'elemento "sollevamento" dell'esercizio, non consiglio vivamente di farlo mentre si parla con altre persone in ufficio, per esempio. Potrei fargli credere che ci sia qualcosa che non va in te.

Tuttavia, questo è un ottimo esercizio per ridurre la rigidità o il dolore che può derivare dal rimanere seduti nella stessa posizione per un lungo periodo di tempo, e rafforza anche quei muscoli.

Mentre siete in poltrona, rilassatevi e poi strizzate il muscolo in una natica e tenetelo per un paio di secondi, sollevandolo leggermente mentre lo fate.

Rilassatevi e poi ripetete. Fallo da 15 a 20 volte per natica.

Hip Swing: Questo è un ottimo esercizio da fare se si è in piedi per qualsiasi periodo di tempo, in quanto allevia la tensione allevia la tensione nelle gambe e stimola

il flusso di sangue attraverso tutta la parte inferiore del tuo corpo. Aiuta anche ad evitare il mal di schiena che affligge alcune persone se sono costrette a stare a lungo in piedi.

Mentre siete in piedi, lasciate che il ginocchio destro si distenda e si ammorbidisca, spingendo allo stesso tempo l'anca sinistra su un lato. Tirare

l'anca indietro e ripetere la stessa azione
15-20 volte.

Dopo di che, lasciate che il ginocchio
sinistro si pieghi e si rilassi, e forzate
l'anca destra allo stesso modo.

- Sollevamento: Afferrare un
sacchetto - un sacchetto di plastica
dal supermercato, o qualsiasi altra
cosa che ha maniglie adeguate per
sollevarlo farà il trucco.

Mettere un po 'di peso nel sacchetto -
ancora una volta, è abbastanza irrilevante
esattamente quello che è, a condizione
che pesa almeno qualche chilo (bottiglie
d'acqua sono l'ideale per questo, perché si
sa che una bottiglia da un litro pesa quasi
esattamente un chilo).

Tenendo il braccio destro da un lato, piegare le ginocchia fino a raggiungere la borsa sul pavimento e poi sollevarla allungando le ginocchia verso l'alto. Sollevare fino a quando le gambe sono di nuovo dritte, mantenere la posizione "su" per alcuni secondi e poi rimettere la borsa sul pavimento piegando ancora una volta le ginocchia.

Ripetere 15 volte su un lato del corpo e poi ripetere sul lato opposto.

Se fatto correttamente, cioè piegando le ginocchia e non dalla schiena, questo esercizio è ottimo per rinforzare la parte bassa della schiena, i glutei e i fianchi, ma aluta anche a mantenere le braccia e le cosce in buona forma.

- Facciamoci scuotere le spalle: Questo è un esercizio che non solo aiuta a mantenere forte la parte

bassa della schiena, ma è anche un
modo efficace per rilasciare la
tensione che può accumularsi nelle
spalle e nel collo. Vi aiuterà a
mantenere i muscoli delle braccia e
delle spalle tonici e in forma allo
stesso tempo.

Può anche essere fatto in piedi o seduti.

Ovunque ci si trovi, è sufficiente
sollevare le spalle verso le orecchie con il
classico movimento di tremolio, quindi
sollevare gli avambracci in una posizione
in cui sono paralleli al suolo e girare i
palmi verso l'esterno.

Infine, inclinare la testa su un lato e
girarla leggermente dal collo, quindi
mantenere la posizione finale per alcuni
secondi. Tornare all'inizio e fare tutto da
capo, ma questa volta, ma questa volta,

inclinare la testa verso il lato opposto
prima di girare.

Conclusione

Pochissime persone sono completamente inconsapevoli del fatto che l'esercizio fisico fa loro bene.

Il problema è che, per molte persone, anche quando lo sanno, l'idea di dover entrare in palestra e passare attraverso il trituratore fisico nel tentativo di rimettersi in forma è assolutamente spiacevole.

Pertanto, hanno scelto di ignorare il fatto che la loro condizione corporea si sta deteriorando e andare avanti con la loro vita esattamente come hanno fatto prima, a meno che non si verifichi qualche evento che li faccia cambiare.

Il punto che spero che apprezziate ora dopo aver letto questo libro è che non dovete aspettare di dover iniziare ad allenarvi prima di intraprendere qualsiasi azione. Ci sono letteralmente dozzine di opportunità di lavorare una parte del tuo corpo ogni giorno della tua vita, e tutto quello che devi fare per iniziare ad allenarti è riconoscere queste opportunità.

Né l'esercizio fisico dovrebbe automaticamente equiparare al duro lavoro, alla monotonia e al dolore.

Come avete visto, semplici attività come camminare e salire le scale possono essere integrate nella vostra vita quotidiana in modo rapido e quasi perfetto, ma i benefici di queste due attività possono essere enormi.

Il punto fondamentale è che non ci sono

scuse per non iniziare a fare esercizio fisico in questo momento, e tutto quello che devi sapere per farlo è contenuto in questo libro.

Non c'è momento migliore per iniziare a fare esercizio fisico regolare di questo secondo, quindi indossate le scarpe, andate a fare una lunga passeggiata e prendetevi il tempo di pensare a tutti gli altri modi per rendere l'esercizio fisico parte integrante della vostra vita da ora in poi.

Basta ricordare che tutto non accadrà durante la notte e che ci vorrà del tempo prima di vedere un cambiamento nella vostra vita in meglio.

Ora sì, vi auguro il meglio dei vostri risultati, e ricordate, tutto è pratico; la teoria senza azione non vi serve a nulla.

Porta tutto quello che si impara nella vita reale.

  Un grande abbraccio, il tuo amico, Jessy!

  A proposito, quando si raggiungono i risultati a poco a poco, vi consiglio vivamente, se volete imparare molto di più sui metodi di perdita di peso, il mio libro, su "COME FARE LA DIETOGENICA SENZA STOP AL Mangiare", è un libro che sono sicuro vi aiuterà molto sulla strada per "buona salute". Senza ulteriori indugi, potete trovarlo nel motore di ricerca in Amazzonia, come: "Come fare la dieta chetogenica senza smettere di mangiare" o cercando il mio nome, come: "Jessy M. Brown"..... Ancora una volta vi auguro di avere successo nei vostri risultati!

www.ingramcontent.com/pod-product-compliance
Lightning Source LLC
Chambersburg PA
CBHW071231240726
48654CB00009B/1001